AF582335

NOTE

SUR UN

CAS D'ÉPITHÉLIOMA

DE LA PARTIE MOYENNE DE L'ŒSOPHAGE

AVEC PERFORATION DE LA TRACHÉE ET DE LA BRONCHE GAUCHE

MORT SUBITE

Par le Dr GANZINOTTY

CHEF DE CLINIQUE

Si le cancer de l'œsophage présente une évolution remarquable, il le doit à ses rapports avec les organes voisins, trachée, bronches, plèvre, poumons, médiastin, colonne vertébrale, péricarde, nerfs, vaisseaux, ganglions lymphatiques et tissu cellulaire. Le néoplasme engendre des troubles variés, soit par leur compression, soit par leur dégénérescence secondaire, soit par l'ulcération perforante des organes creux qui établit des communications anormales avec le conduit œsophagien.

Nous avons observé, cette année, à la clinique de notre maître, M. le professeur Bernheim, un cas de cancer de l'œsophage qui s'est terminé par une perforation de la trachée et de la bronche gauche.

Nous avons l'honneur de présenter à la Société l'observation clinique avec la pièce anatomique, et nous croyons le fait assez rare pour justifier les considérations qu'il nous a suggérées et qui terminent notre communication.

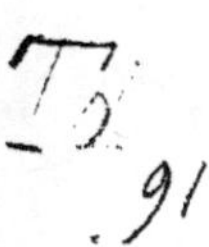

Observation. — Daucher (J.-J.), journalier, est âgé de 64 ans. Les premiers symptômes du cancer de l'œsophage remontent au mois de février 1883. A cette époque, après avoir eu une pneumonie qui le tint au lit pendant deux semaines, le malade remarqua, un jour, de la gêne dans la déglutition. Tandis que la première bouchée d'aliments solides passait sans difficulté, la deuxième bouchée s'arrêtait vers le milieu du sternum; les liquides passaient bien.

Il se vit bientôt réduit à ne se nourrir que de lait, de bouillon et de potages, parfois aussi, en mâchant bien ses aliments, il pouvait avaler quelque nourriture plus substantielle.

Mais l'état s'aggrava : outre l'amaigrissement progressif, le malade perdit l'appétit à la fin de mai, et les forces diminuèrent.

Il se présenta à la consultation de l'hôpital Saint-Charles le 2 août suivant: le cathétérisme fut pratiqué pour la première fois; l'olive de 5 millimètres fut arrêtée vers le point d'union de la partie moyenne avec la partie supérieure de l'œsophage; une sonde œsophagienne ordinaire fut arrêtée à la même hauteur. La sonde retirée, le patient rejeta des mucosités teintées de sang. Ajoutons qu'il ne fut pas fait d'effort pour forcer le passage du point rétréci.

Le malade étant très amaigri, ayant un teint jaune-paille, de la douleur en dedans des deux mamelons, surtout du côté droit; son régime alimentaire se trouvant réduit aux boissons, aux potages, aux panades, le diagnostic du rétrécissement cancéreux de l'œsophage s'imposait.

Le malade refusa d'entrer alors à l'hôpital, et nous ne le revîmes que le 15 décembre 1883.

L'amaigrissement s'était accentué depuis le mois de septembre; mais les aliments solides, les viandes grasses et même le pain, passaient un peu mieux.

Une sonde œsophagienne poussée avec force arriva assez facilement dans l'estomac : toutefois, on remarqua qu'elle rencontrait un certain obstacle au moment de franchir la partie moyenne de l'œsophage, à l'aller et au retour : il y eut même un petit ressaut de l'instrument.

Un nouveau symptôme avait paru : le malade rejetait continuellement, par expuition, un liquide clair, plus ou moins fluide, qui remplissait constamment sa bouche; ce liquide, soumis à l'analyse chimique, était alcalin, dépourvu de pepsine, chargé de ptyaline. C'était de la salive pure. La quantité de salive s'éleva à 400 centimètres cubes par 24 heures; puis, après l'administration de sulfate neutre d'atropine, à la dose de 1 milligramme chaque jour, cette quantité s'abaissa à 100 centimètres cubes le 24 décembre.

Le malade cachectique, présentant une maigreur squelettique, n'avait point de fièvre, ni aucun trouble du côté des organes cardio-pulmonaires. Sujet à de la constipation, il n'avait ni renvois, ni vomissements.

Ainsi depuis le mois d'août, il n'y avait rien de changé, si ce n'est l'apparition d'un ptyalisme continuel et le retour à un certain degré de perméabilité du conduit œsophagien.

A la fin de décembre, le malade n'avait eu aucune gêne de la respiration, ni dyspnée continue, ni accès de suffocation ; il ne se plaignait même pas de douleurs rétro-sternales ; il accusait plutôt des douleurs à l'épigastre et à la base du thorax, surtout du côté gauche.

Les premiers troubles respiratoires ne datent que du 3 janvier 1884 et, sans être bien accentués, ont persisté jusqu'à la mort arrivée le 18 janvier.

Dans ces 15 derniers jours, le malade avait une toux continuelle, surtout la nuit, avec une expectoration muco-purulente abondante et il était obligé de se mettre sur son séant pour reprendre haleine. On ne percevait à l'auscultation d'autre signe qu'un peu d'expiration soufflée au sommet droit.

Mais chaque déglutition était accompagnée d'angoisse, de menace de suffocation qui durait de 1 à 2 minutes, et disparaissait après une violente quinte de toux qui donnait issue à du mucus filant et aux liquides avalés.

Le patient faisait des efforts pour faire descendre les substances ingérées, il se frappait à coups de poing dans le dos entre les deux épaules, dans l'espoir de hâter le passage des aliments dans l'estomac.

Son voisin de lit qui l'a bien observé alors, nous dit qu'il étouffait, dès qu'il avalait une seule goutte d'eau. Ce symptôme était surtout marqué dans les cinq derniers jours de la vie.

La voix n'était pas altérée ; en dehors de la déglutition des aliments, la respiration resta calme ; il n'y avait pas de cornage laryngo-trachéal ni de respiration sifflante.

Le 15 janvier, le malade se plaignit, à la visite du matin, que ses aliments ne passaient pas ; mais le 16 janvier, la déglutition fut de nouveau un peu plus facile.

La salivation, qui avait reparu le 6 janvier, se maintint à 200 centimètres cubes par 24 heures jusqu'au 17 janvier, où, après l'administration de 2 granules d'atropine, elle retomba à 70 centimètres cubes.

Le patient, très amaigri, gêné dans son alimentation, a cependant encore eu assez de force pour se lever, se promener dans la salle ; le 17 janvier, à 7 heures du soir, il a même fumé une pipe, mais il n'a point pris d'aliment de la journée, sauf un peu de bouillon à midi, parce qu'il redoutait tout mouvement de déglutition : « J'ai faim, disait-il ; c'est-il malheureux d'avoir faim et de ne pouvoir manger ! »

Il n'avait pas de fièvre et le pouls était régulier ; rien ne faisait prévoir l'issue fatale à si bref délai.

A 10 heures et demie du soir, il se plaignit à l'infirmier de constriction thoracique, mais il n'avait ni cornage ni dyspnée.

Vers 1 heure du matin, le 18 janvier, le patient se retourna dans son lit, puis ne fit plus aucun mouvement ; quand, au bout de dix minutes, on s'empressa autour de lui, il avait cessé de vivre.

Autopsie. — Œsophage. A 4 centimètres au-dessous de l'origine de l'œsophage commence une ulcération qui embrasse toute la circonférence du conduit et s'étend sur une hauteur de 8 centimètres et demi : sa surface est légèrement anfractueuse, mamelonnée par places, hérissée de papilles; sa coloration est d'un gris ardoisé; quelques mamelons sont rosés; sa consistance est mollasse. Tout à fait à la partie inférieure de l'ulcération, sur une hauteur de 2 centimètres, le tissu est blanc nacré ; il n'existe pas d'ulcération à ce niveau.

A la coupe, les tuniques de l'œsophage ont un aspect lardacé.

Étalé, l'œsophage forme un parallélipipède dont la base supérieure a une étendue de $3^c,5$, dont la base inférieure mesure $2^c,5$. L'œsophage, au niveau de l'ulcération, formait donc un tronc de cône à base supérieure, à sommet inférieur constituant une sténose assez notable, puisque ces mensurations correspondent à un sommet de tronc de cône de 8 millimètres de diamètre en tout sens.

La paroi de l'œsophage ainsi altérée est épaissie et fortement adhérente à la trachée en avant, au sommet du poumon droit et à l'aorte descendante sur les côtés, à la colonne vertébrale en arrière.

Les nerfs récurrents sont libres; les pneumogastriques sont englobés dans les tissus cancéreux.

Perforation. — A $5^c,5$ de l'extrémité supérieure de l'ulcération, il existe une première perforation par laquelle on fait sourdre le liquide poussé dans la trachée par la compression de la base du poumon; l'orifice est circulaire, taillé en biseau, de 1 centimètre de diamètre quand il est débarrassé des parties molles qui le bouchent en partie.

La communication se trouve à $2^c,5$ au-dessus de la bifurcation de la trachée. Du côté de ce conduit, la perforation est allongée, ovalaire de haut en bas, et mesure 2 centimètres de hauteur et 13 millimètres de largeur transversale ; ses bords sont pigmentés, grisâtres et un peu déchiquetés.

Dans la trachée se trouve un petit bouchon de matière grumeleuse, semblable à celle qui constitue certains des bourgeons cancéreux de la tumeur elle-même, qui diminue et l'étendue de l'orifice de la perforation et le calibre de la trachée.

Il existe une deuxième perforation, comme une tête d'épingle, à la partie interne de l'origine de la bronche gauche, qui ne laisse passer qu'un fin stylet.

Les deux poumons sont congestionnés et œdématiés à leur base;

la plèvre et le péricarde sont intacts; le cœur a son volume normal; ses orifices sont sains; mais sa coupe présente une teinte jaunâtre et son tissu est flasque; il contient du sang noir en partie fluide, en partie coagulé.

Les autres organes sont sains.

Examen microscopique. — La tumeur est un épithélioma; au niveau des parties ulcérées, on ne distingue plus les fibres musculaires des tuniques de l'œsophage. Le sommet du poumon droit est transformé en un bloc de tissu d'aspect lardacé constitué exclusivement par des éléments épithéliaux. Ce bloc adhérent à l'œsophage envoie, dans le lobe supérieur du poumon, des travées blanches qui sont également constituées des mêmes éléments. Ceux-ci infiltrent même les parties voisines du parenchyme en apparence saines et crépitant encore.

On trouve des amas épithéliaux dans le pneumogastrique, entre les tubes nerveux; en raclant la tunique adventive de l'aorte descendante, on obtient les mêmes éléments cancéreux, mais les tuniques moyenne et interne sont saines.

En résumé, un épithélioma de la partie moyenne de l'œsophage, après avoir d'abord simplement rétréci le calibre de ce conduit et rendu difficile, par l'altération de ses parois, le passage des aliments, s'est ulcéré et l'ulcération, creusant en profondeur au fur et à mesure que la tumeur infiltrait les tissus voisins, détruisit une partie de la paroi postérieure de la trachée et de la bronche gauche, en établissant une double fistule aérienne. La vie a été compatible avec l'existence de la perforation, et sauf les quintes de toux et les accès de suffocation lors de la déglutition, pendant les 15 derniers jours, le malade n'a point paru autrement incommodé de cette complication. Mais le néoplasme végétait au niveau même de l'orifice de perforation trachéale et un bouchon de tissu cancéreux flottant dans ce conduit au niveau de la bifurcation des bronches, détermina la suffocation et la mort subite. Telle est du moins l'explication que nous croyons la vraie, en nous basant sur l'autopsie. Ajoutons que dans le cancer de l'œsophage la mort peut se produire subitement ou du moins rapidement par différents mécanismes: 1° par spasme de la glotte, quand il y a altération des récurrents; 2° par sténose trachéale ou bronchique due, soit à la compression de ces conduits par la tumeur ou par des ganglions cancéreux, ou par un abcès péritrachéal ou par un abcès du médiastin, soit au bourgeonnement de la tumeur dans les voies aériennes; 3° par rupture de la plèvre ou du péricarde avec pneumothorax ou pneumopéricarde ; 4° par rupture dans l'œsophage d'une collection purulente ou d'un gros vaisseau voisin dont le contenu, grâce à la perforation aérienne, ne tarde pas à remplir la trachée et les bronches (Bucquoy 1855, Whiphan 1874, Barret) ; 5° par pénétration de liquides déglutis dans la trachée et les bronches (Smith) ; 6° peut-être aussi par syncope, laquelle est favorisée par la cachexie et l'état de dégénérescence granulo-graisseuse du muscle cardiaque.

Réflexions.

Parmi les faits qui se dégagent de l'observation précédente, la perforation des voies aériennes, avec les accidents qui l'ont annoncée et qui ont amené la mort, est assurément le plus intéressant à étudier.

Dans la symptomatologie très complexe du cancer de l'œsophage, il est souvent difficile de rattacher les signes cliniques aux complications anatomo-pathologiques, de faire exactement la part de ces dernières, et ceci est vrai surtout pour les perforations des voies aériennes qui semblent se soustraire le plus souvent à un diagnostic exact pendant la vie.

Nous avons réuni toutes les observations dans lesquelles nous avons pu relever cette complication, et nous avons cherché à dégager, d'une symptomatologie souvent diffuse, ce qui est le propre de ces perforations.

Mais auparavant il nous a semblé intéressant de voir ce qui se passe dans les cas simples de fistules œsotrachéales, telles qu'on les observe dans certaines malformations congénitales, les symptômes relatés ne pouvant être rapportés qu'à la communication anormale, ce qui éloigne toute erreur d'interprétation.

M. le professeur Tarnier a communiqué, en 1873, à la Société de chirurgie, et M. Pinard, à la Société anatomique, un exemple remarquable de fissure œsophago-trachéale. L'enfant, bien développé en apparence, respirait avec difficulté; on essaya de le faire téter; il prit bien le sein. Mais après quelques succions, il eut un accès de suffocation et rejeta le lait ingéré; le lendemain, on lui fit boire de l'eau sucrée avec une petite cuiller; la déglutition s'accomplit bien; mais, après quelques secondes, la respiration s'interrompit, l'enfant se cyanosa et, dans un effort de toux, l'eau sucrée avalée fut rejetée.

L'enfant mourut 36 heures après la naissance, et à l'autopsie on trouva l'œsophage perméable jusque dans l'estomac; mais il existait à sa paroi antérieure une fissure longue de 2 centimètres et demi qui partait de l'orifice sous-glottique et établissait une communication avec la trachée, la muqueuse œsophagienne se continuant avec la muqueuse aérienne.

Ce fait présente nettement les signes du passage des aliments de l'œsophage dans les voies aériennes, nous devons retrouver ce tableau clinique dans les perforations cancéreuses œsotrachéales et œsobronchiques.

Sur 49 cas que nous avons pu recueillir, 29 fois la trachée seule a été perforée, 1 fois il y a eu perforation de la trachée et des 2 bronches, 1 fois de la trachée et de la bronche droite, 4 fois de la trachée et de la bronche gauche, 14 fois la perforation a respecté la trachée et alors 7 fois la communication existe sur la bronche gauche, 4 fois sur la bronche droite, 3 fois le côté de la perforation n'est pas mentionné.

Sur ces 49 cas, 13 fois nous n'avons pas pu avoir l'observation détaillée [1], mais dans les 36 autres observations, 17 fois les symptômes de la perforation ont été nettement accusés [2].

La déglutition des aliments et surtout des liquides s'accompagne de suffocation avec toux quinteuse, douloureuse, suivie de régurgitation avec ou sans expectoration des substances ingérées mêlées à des mucosités filantes, purulentes ou teintées de sang, sécrétées par les voies aériennes ou par l'ulcère œsophagien ; dans quelques-uns de ces cas, la moindre parcelle alimentaire (Gosselin), la moindre goutte de lait (Dumontpallier), le moindre essai de déglutition (Hay, Kebbel, Scheele) détermine la suffocation et les quintes de toux.

Tels sont les symptômes constamment observés; de plus, dans quelques cas où l'on a pénétré avec la sonde œsophagienne à travers la perforation, outre la dyspnée et la toux provoquée, par la présence de la sonde dans la trachée, on entend siffler l'air qui entre et sort par la sonde à chaque respiration (Gosselin, Binet,

1. Courvoisier, X***, 1848 : X***, 1848-1850; Baldwin, 1857; Part, 1857; Gerhardt, 1862; Obernier, 1866; Schneider, 1868; Werner, 1869; Mackensie, 1869; Murchinson, 1869; Greenhow, 1871; Freudenhamm, 1873; Stockwell, 1881.

2. Hay, 1824; Raimbert, 1837; Gosselin, 1838; Boulard, 1849; Binet, 1855; Haberson-Forster, 1858; Besnier, 1861; Lancereaux, 1866; Dolbeau, 1866; Patridge, 1866; Saussier et Carteron, 1871; Smith; W. Kebbel, 1874; Decaudin, 1874; Dumontpallier, 1877; H. Scheele, 1881; Beckel, 1883.

Saussier et Carteron, Scheele, Beckel). Enfin, dans l'observation de Binet, la pénétration des liquides dans les voies aériennes par la sonde ainsi dévoyée a causé une suffocation immédiate et une toux extrêmement violente suivie du rejet de muco-pus aéré et spumeux.

Cependant la perforation des voies aériennes peut être latente, ne se révéler par aucun symptôme; cela semble résulter de la lecture de 9 de nos observations[1].

Enfin dans 10 cas, on n'a noté que des accès de toux et de suffocation avec une dyspnée progressive, sans troubles au moment de la déglutition des aliments[2].

Voilà ce que nous apprennent les faits. C'est le passage, de l'œsophage dans les voies respiratoires, des substances dégluties, qui cause les symptômes des perforations œsotrachéale et œsobronchique; les auteurs sont unanimes à accuser les substances alimentaires ingérées, solides ou liquides.

Mais ils passent sous silence la déglutition de la salive. Or, si l'on a présent à l'esprit ce fait que la déglutition normale déverse à chaque instant quelques gouttes de liquide salivaire dans l'œsophage, on comprend que les malheureux qui ont une perforation des voies aériennes puissent être à tout instant surpris par des accès de toux quinteuse ou même de suffocation en dehors de toute alimentation qui ne reconnaissent d'autre cause que le passage de la salive dans la trachée ou les bronches. Et cela d'autant plus que souvent, dans le cancer de l'œsophage, la quantité de la salive est augmentée, ainsi que le démontrent les observations de Moutard-Martin (1811), de Gindre (1846), de Laborde (1859), de Kussmaul et Deininger (1860), de Béhier (1862), de Lacour (1881), ainsi que l'observation de notre malade.

Pour les cas où la déglutition n'est accompagnée ni de toux ni de suffocation, où par conséquent les aliments ne pénètrent pas dans les voies aériennes, nous pensons que la raison de cette non-pénétration se trouve dans le plus ou moins de facilité qu'éprouvent les aliments à passer impunément devant l'orifice fistuleux, et celle-ci dépend probablement et de la forme de la communication anormale et de la grandeur de l'orifice et du plus ou moins

1. Vernois, 1835; Bucquoy, 1855; Duriau, 1857; Proust, 1862; Lancereaux, 1866; Coyne, 1871; Renaut, 1873; Whipham, 1874; Yung, 1878.

2. Greene, 1846; X***, 1848; Banet; Watson; Lalneuve, 1852; Laborde, 1859; Lannelongue; Demarquay, 1873; Bucquoy, 1880; Genty, 1883.

d'arrêt que subissent de la part des aspérités de la tumeur ou du rétrécissement lui-même les aliments et liquides déglutis.

Quant aux 10 cas où l'on n'a noté que des accès de toux et de suffocation avec une dyspnée progressive, sans troubles au moment de la déglutition, leur analyse est rendue complexe par la présence, à côté de la perforation des voies aériennes, d'autres lésions susceptibles de provoquer ces symptômes, telles que compression de la trachée, paralysie des récurrents, envahissement des pneumogastriques, perforation et abcès du médiastin postérieur ou du tissu cellulaire péritrachéal, gangrène pulmonaire, perforation de la plèvre, inflammations broncho ou pneumo-pulmonaires.

Voyons maintenant si ces données tirées des faits concordent avec celles fournies par les auteurs qui se sont plus particulièrement occupés de cette question.

Vigla (1846) donne comme symptôme propre à la perforation des voies aériennes, la douleur, la dyspnée, la toux et l'expectoration au moment de l'introduction des aliments et surtout de la déglutition des liquides. La toux, qui peut se produire en dehors du moment de l'ingestion des aliments, a cependant son summum d'intensité après cette dernière, et le malade est à l'instant même menacé de suffocation et conserve encore longtemps après la toux beaucoup de gêne dans la respiration: les boissons sont rejetées soit par simple régurgitation, soit avec violence sous forme d'écume ou même avec les matières de la sécrétion broncho-pulmonaire. La sonde introduite dans l'œsophage peut se fourvoyer facilement dans les voies respiratoires, ce qui provoque de la douleur, et à chaque mouvement d'expiration, la sortie d'une certaine quantité d'air par la sonde. Les accidents sont encore plus violents si l'on introduit des liquides par le cathéter.

Lebert (1851) dit que la communication anormale entre l'œsophage et la trachée n'est ordinairement reconnue qu'à l'autopsie et cela tient à ce que, dans ce cas, la communication entre les deux canaux est assez étroite pour ne permettre que très rarement le passage des aliments et toujours en quantité minime. En outre, les malades, dans cette période avancée, ne peuvent presque plus rien avaler si ce n'est de petites quantités d'aliments tout à fait liquides. On reconnaît cependant les fistules œsotrachéales à des accès de suffocation et de toux convulsive, lorsqu'après l'ingestion des aliments il en passe quelque peu dans la trachée, aliments qui sont du reste bien vite rejetés. Quand le cathétérisme de l'œsophage fait fausse route, les symptômes de toux convulsive et de suffocation avertissent le chirurgien du passage de la sonde dans la trachée.

Zenker (1878), dans l'*Encyclopédie* de Ziemssen, dit que la perforation des voies aériennes par le cancer de l'œsophage se révèle par les signes du passage des aliments dans les voies respiratoires et de plus par de la bronchite et de la trachéite purulente avec gangrène pulmonaire secondaire et foyers multiples de broncho-pneumonie. Il ajoute toutefois que la perforation du médiastin et celle du poumon donnent lieu à des symptômes semblables.

E. Lacour (1881), dans une étude très étendue et très bien faite sur le cancer de l'œsophage, après avoir décrit les symptômes les plus éclatants de la perforation des voies aériennes, ajoute : « Ces suffocations sont si pénibles que souvent le malade se condamne à ne plus rien prendre. Eh bien ! même alors ses tourments ne sont pas toujours finis. Des quintes de toux reviennent, en apparence sans motif ; mais on sait combien la salivation est abondante et c'est elle qui alors se met à obstruer la trachée et les bronches. »

Ainsi la symptomatologie de la perforation des premières voies aériennes dans le cancer de l'œsophage paraît bien établie, et nous n'aurions plus qu'à conclure, si nous n'avions trouvé, dans le cours de nos recherches, quelques faits bien observés offrant à s'y méprendre le tableau clinique de cette perforation et qui montrent que ce tableau n'est pas le seul apanage des fistules œsotrachéale et œsobronchique.

C'est ainsi qu'un malade de Carrier était pris de toux violente avec expectoration, quand il mangeait sa soupe, et était menacé de suffocation dès qu'il avalait une seule goutte d'eau. Le passage de la sonde œsophagienne provoquait une toux suffocante. Un jour on réussit à introduire dans l'œsophage une sonde d'un petit calibre ; mais après l'injection d'un demi-verre de boisson, le malade tomba comme frappé de la foudre ; toute la boisson avait passé dans le poumon qui ne s'en débarrassa qu'avec peine. Il y eut une survie de 20 jours. L'œsophage communiquait avec une caverne gangréneuse creusée dans le poumon droit.

Un malade de Lebail (1871) est pris d'accès de toux et de suffocation à chaque déglutition alimentaire et par le passage de la sonde; la trachée est intacte, il existe une perforation de l'œsophage avec abcès dans le tissu cellulaire péritrachéal.

Un malade de Duplay (1874) a des accès de toux spontanés et au moment de la déglutition, et lorsqu'on pratique le cathétérisme ; il n'y a cependant pas de perforation de la trachée, mais une perforation de l'œsophage dans le tissu péritrachéal.

Un malade d'Andral et Duret (1874) a également de la toux avec suffocation pendant la déglutition et le cathétérisme, et il n'existe chez lui aucune perforation de la trachée, ni même de l'œsophage.

Un des malades de Lancereaux (1866) a des accès de suffocation qui se répètent surtout à propos d'essais de déglutition, et cependant il n'y a pas de perforation, mais propagation de la tumeur jusque sous la muqueuse trachéale.

Ces faits, bien que rares dans le cancer de l'œsophage, ont leurs analogues dans certains cas d'imperforation congénitale de l'œsophage, sans communication du cul-de-sac supérieur avec la trachée, chez le nouveau-né. C'est ainsi que dans un cas rapporté par M. Périer, à la Société de chirurgie en 1873, les symptômes furent les mêmes que dans le cas de fissure œsotrachéale rapporté par MM. Tarnier et Pinard. En voici, du reste, la relation fort instructive à cet égard.

Un enfant en apparence bien constitué eut, dès la première fois qu'il prit le sein, après quelques efforts de succion, un accès de suffocation accompagné du rejet de ce qu'il avait ingéré de lait. A chaque tentative d'allaitement, les mêmes phénomènes se reproduisirent. Parfois la suffocation était si accusée et la cyanose si intense, que les assistants pensaient que le petit malade allait succomber.

Les accès de dyspnée se manifestèrent en dehors des tentatives d'allaitement et sans cause appréciable.

M. Perrier diagnostiqua une communication entre l'œsophage et la trachée.

Une fois cependant, le cinquième jour après la naissance, l'enfant après avoir tété pendant 1 minute, ne fut pas pris de suffocation et ne vomit le lait qu'un quart d'heure après.

Mais le sixième jour, les accès de suffocation, au moment de la tétée, reprirent jusqu'à la mort survenue le septième jour.

A l'autopsie, on trouva que l'œsophage se terminait en cul-de-sac à 2 centimètres au-dessus de la bifurcation de la trachée.

La trachée avait l'apparence normale, sous le rapport de son calibre, de sa direction et de sa composition par des anneaux cartilagineux interrompus en arrière; mais de son point de bifurcation, où elle émet les deux grosses bronches qui sont normales, on voyait partir un conduit à parois minces, membraneuses, suivant la ligne médiane devant l'aorte et traversant le diaphragme pour s'ouvrir dans l'estomac au niveau du cardia. Une sonde introduite dans le larynx était facilement introduite dans une des bronches ou dans l'estomac; l'insufflation par le larynx distendait à la fois les poumons et l'estomac.

Ainsi la déglutition du lait produisait des accès de suffocation sans qu'il y eût communication du bout supérieur de l'œsophage avec la trachée.

On peut admettre, d'après M. Perrier, que, sous l'influence d'un réflexe, la vomiturition produite par l'arrêt des substances ingérées dans le bout supérieur, provoquait une réaction semblable du côté de l'estomac. Or, comme le bout inférieur communiquait avec la trachée, les mucosités sécrétées par l'estomac en arrivant dans la trachée déterminaient de la suffocation.

D'après une observation identique de Porro (1871), il semblerait que l'enfant, remplissant le cul-de-sac œsophagien après la tétée, le lait avait toute facilité de passer par des mouvements antipéristaltiques de l'œsophage, dans le larynx, puis dans la trachée; de là la suffocation. Ce qui paraît confirmer cette manière de voir, c'est que Porro avait trouvé du lait dans l'estomac de l'enfant, et chez celui-ci, comme dans le cas de M. Perrier, la trachée, au niveau de la bifurcation, communiquait avec la partie inférieure de l'œsophage et par celle-ci avec l'estomac.

Ces deux exemples montrent qu'il peut y avoir des symptômes de pénétration des aliments dans les voies aériennes, au moment de la déglutition, même en l'absence de toute communication anormale œsotrachéale ou œsobronchique. Nous les avons rapportés, persuadé que l'analogie, sinon l'identité de nature de la lésion, permettrait de comprendre ce qui peut arriver si le rétrécissement cancéreux de l'œsophage est tel qu'après l'ingestion des aliments, une régurgitation les ramène au niveau de l'isthme du gosier; là, en effet, une parcelle peut s'égarer, pénétrer dans le larynx et produire de la toux, de la dyspnée et même de la suffocation.

Sans doute, cela est rare, et dans la plupart des observations de cancer œsophagien non compliqué de perforation des voies aériennes, nous n'avons pas retrouvé ces symptômes au moment de la déglutition.

Mais il nous suffit de penser que, théoriquement, la chose est possible, pour nous croire tenu de signaler cette cause d'erreur dans le diagnostic de la perforation œsotrachéale ou œsobronchique.

Nancy, imprimerie Berger-Levrault et Cie.

www.ingramcontent.com/pod-product-compliance
Lightning Source LLC
LaVergne TN
LVHW050521160826
845677LV00004B/1245

* 9 7 8 2 3 2 9 6 3 3 7 7 0 *